4枚組のCDで実践する
マインドフルネス瞑想ガイド

J. カバットジン 著
春木 豊・菅村玄二 編訳

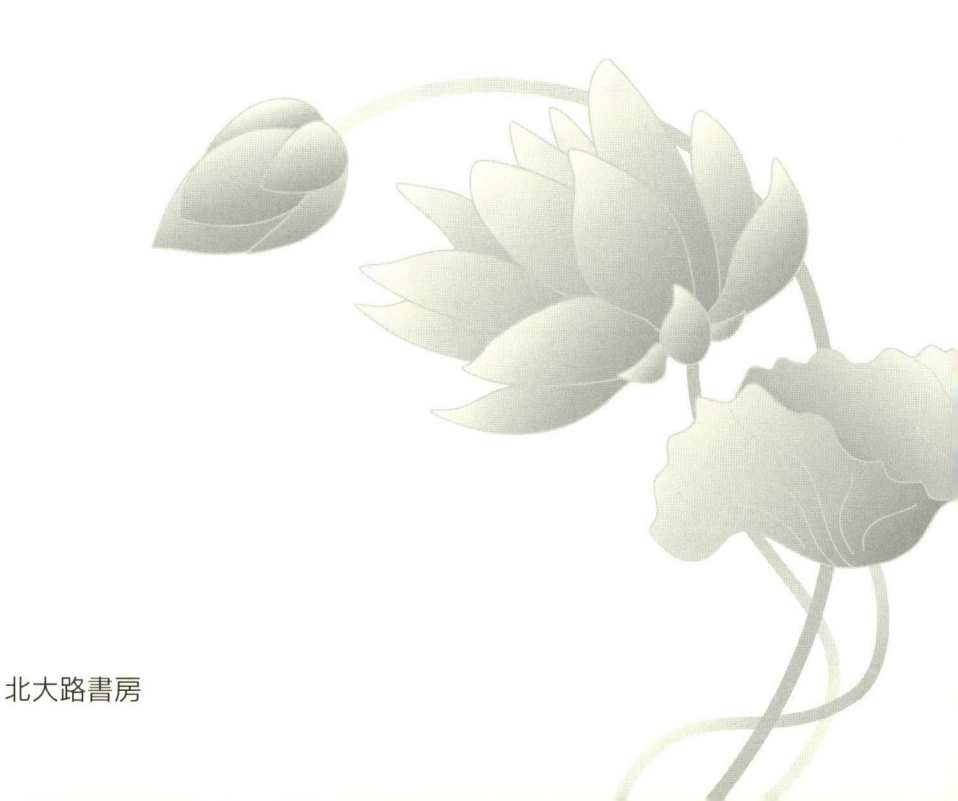

北大路書房

GUIDED MINDFULNESS MEDITATION:
A Complete Mindfulness Meditation Program

by Jon Kabat-Zinn

Copyright©2002 Jon Kabat-Zinn

Japanese translation published by arrangement
with Jon Kabat-Zinn
through The English Agency (Japan) Ltd.

※CD 取り扱いの注意※
●弊社制作の音声 CD は、CD プレーヤーでの再生を保証する規格品です。
●パソコンでご使用になる場合、CD-ROM ドライブとの相性により、ディスクを再生できない場合がございます。ご了承ください。

〜4枚組のCDで実践する〜
マインドフルネス瞑想ガイド

ジョン・カバットジン

CD1．ボディ・スキャン瞑想

CD2．マインドフル・ヨーガ①

CD3．静座瞑想

CD4．マインドフル・ヨーガ②

序　文

　自分一人のために瞑想をつきっきりで教えてくれる先生をほしいと思ったことはありませんか？　一日の始まりや終わりに，やさしい声で瞑想実践のガイドをしてほしいと思ったことはありませんか？

　このCDでは，西洋医学にマインドフルネス瞑想の効用を導入した先駆者であるジョン・カバットジン博士が，ご家庭用の練習コースを案内してくれます（※日本語版は女性の声優が吹き替えています）。ボディ・スキャン瞑想，静座瞑想，2つのセッションのマインドフル・ヨーガという4枚のCDからなります。

　「マインドフルネスを実践するときは，深いリラックス状態や，さらに言えば，他のいかなる状態も積極的に目指そうとはしません」とカバットジン博士は言います。「しかし，興味深いことに，現在という瞬間の物事のあり方に気づけるようにすることで，からだとこころの双方で，とても深いリラックスや健康で幸福な状態を味わうことはよくあることなのです」。

　さあ，カバットジン博士に，現在の瞬間という広大さのなかにガイドしてもらいましょう。そうすれば，自分のマインドフルネス実践を育み，深められます。しだいに，気持ちが落ち着き，心がすっきりし，智慧が陶冶され，慈悲のこころを体験できるようになります。これを提供するのが，この『マインドフルネス瞑想ガイド』なのです。

Healing comes out of the
practice itself when it is engaged
in as a way of being.
From the perspective of mindfulness,
you are already whole,
so what is the point of trying to become
what you already are?
What is required above all is that we
let go into the domain of being.
That is what is fundamentally healing.

癒しというものは
一つのありようとして実践しているとき
その実践そのものから生じます。
マインドフルネスの見方からすれば，
あなたはすでに一つの全体です。
すでに一つの全体なのに
そうなろうとする意味などあるでしょうか？
何はさておき求められるのは
"ありよう"という領域に身を投じることです。
これこそ根本的に癒してくれるものなのです。

――『マインドフルネスストレス低減法』（北大路書房）
※上記は翻訳書とは異なる訳をした。

● 目　次 ●

序　文　iii

ジョン・カバットジン博士からの言葉　　　1

マインドフルネス瞑想の実践CDの使い方　　　5

マインドフルネス瞑想を実践する心構え　　　9
  1．評価も判断もしないこと　10
  2．じっと我慢すること　12
  3．初心を忘れないこと　15
  4．信頼すること　17
  5．頑張らないこと　20
  6．受け容れること　23
  7．手放すこと　27

ジョン・カバットジン博士の人となりとマインドフルネスストレス低減法　31

1．カバットジン博士の人となり　31
2．マインドフルネスストレス低減法（MBSR）の前提　35
　　1）「今，ここ」「一瞬，一瞬」　／　2）「とらわれない」
　　／　3）「あるがままに受容する」
3．マインドフルネスストレス低減法（MBSR）の技法　37
　　1）咀嚼瞑想　／　2）呼吸法　／　3）ボディ・スキャン
　　／　4）ヨーガ　／　5）静座瞑想　／　6）歩行瞑想

マインドフルネスとは？──意味と効果とそのメカニズム　40

1．マインドフルネスの意味　40
2．マインドフルネスストレス低減法の効果　44
3．マインドフルネス瞑想の脳科学的メカニズム　47

マインドフル・ヨーガ──ポーズについて　53

CD 2：マインドフル・ヨーガ①のポーズ　54
CD 4：マインドフル・ヨーガ②のポーズ　58

あとがき　65

ジョン・カバットジン博士からの言葉

マインドフルネスの実践とマインドフルネスストレス低減法（Mindfulness-Based Stress Reduction; MBSR）の世界へようこそ。このCDは，日々の生活でも，また正式な瞑想実践でも，マインドフルネスを育む手助けになるツールとしてご使用いただけます。

マインドフルネスとは，たんなる気づきだといえます。今という瞬間のなかで，意図的に，そして評価も判断もすることなく，手順に沿って注意を向けていくことから生じる気づきです。あなたの体験のなかで中心となるもの，たとえそれが自分にとって喜ばしいものであろうと，難しいものであろうと，あるいはまだわからないものであろうと，自分が生きているまさにこの瞬間に注意を向け，あなたがあらゆる瞬間に体験しているからだの感覚，考え，気持ちに注意を向けるのです。

奇妙に思われるかもしれませんが，マインドフルネスでは，何かを直そうとしたり，自分の問題を解決しよ

うしたりはしません。不思議なことに，自分の問題をあれこれ判断することなく，一瞬一瞬に気づいていると，時間とともに，おのずと問題が解消することがあります。これまでにはなかった視点で物事を見ることができるようになり，それによって自分の置かれた状況との新しい付き合い方が見つかるかもしれません。以前よりも気持ちが安定し，こころもすっきりしてきます。また，自分自身を知り，かけがいのないものを気づかうことのなかから，そういうものが生まれてくるのです。

マインドフルネスを実践するときは，深いリラックス状態や，さらに言えば他のいかなる状態も積極的に目指そうとはしません。しかし，興味深いことに，現在という瞬間の物事のあり方に気づけるようにすることで，大変な苦境に遭遇しているときでさえ，からだとこころの双方で，とても深いリラックスや健康で幸福な状態（well-being）を味わうことはよくあることです。生きている限り，人間として，いずれ遭遇する，ありとあらゆる苦境や悩みがあります。そういうものは，たいてい，思いもよらないときにやってきて，受け容れるのが大変なものですが，それを引き合いに出して，最近，私にこ

んなことを言ってきた人が数え切れないほどいます。「これを実践していなかったら，どんなことになっていたのか見当もつきません」。マインドフルネスによって，自分自身のなかで最も深く，何物にも代えがたいものを見つけることができます。また，その深遠なものが最も必要なときに，実際の生活に，とてもうまく活用できるのです。

　このCDに収められている瞑想ガイドは，20年以上，積極的に活用されてきました。もともとは，私のストレス低減クリニックのクラスで，内科患者に使用するカセットテープでした。『マインドフルネスストレス低減法』（北大路書房，2007［英語版は，Delta, 1991］）と一緒に，世界中で何千もの人に使われてきました。アメリカ，カナダ，ヨーロッパ，南アフリカ，オーストラリア，ニュージーランド中の病院やクリニックで，MBSRのプログラムが使われています。ストレス低減クリニックや他のプログラムの数多くの科学的研究は，マインドフルネス瞑想とMBSRが，ストレスや慢性疼痛，他の多くの慢性疾患への対処に効果が高いことを示しています。

　生きていくうえで直面するさまざまなプレッシャー

に加えて,「1年中24時間つながっている」ことから,ますますせかせかした時間のなかで生きるという,止まることのないストレスを抱える現代社会では,以前にも増して,マインドフルネスが緊急に必要とされ,役に立つ可能性を秘めています。

　最終的には,この瞑想プログラム・ガイドの効果は,あなたが日頃からどのくらい実践する気があるかどうかにかかっています。あなたがしようとしている自分との約束がうまくいきますように。それはまさしく本来の愛情であり,自分に対する思いやりであり,あなたの深く内にある癒しのための英知と力に敬意を払うことなのです。あなたのマインドフルネスの実践が,根を下ろし,成長し,花開き続け,瞬間瞬間と日々の人生の糧になることを願っています。

ジョン・カバットジン

マインドフルネス瞑想の
実践 CD の使い方

　このCDは，マインドフルネス瞑想の実践を育み，深めることを手助けする，継続的なトレーニングのガイドとして作成されています。つまり，たんに「聞く」だけではなく，定期的に「行う」ことを意図しています。あなたの積極的な関わりが大切です。まずは，1日のうちで，このCDを「行う」ことに一定の時間をあてることから始めて，できるだけ音声と教示についてくるようにして，毎回，初めてのような心持ちで行ってください。

　　ストレス低減クリニックを訪れる人は，週に6日，少なくとも2ヶ月にわたって，この瞑想ガイドを使用します。その後，何年間も，あるいは数十年間，定期的に使用する人も大勢います。もしあなたが，しっかりしたマインドフルネスの瞑想実践を育み，効果的なストレス低減と心身のリラックス，また癒しのために，このCDを最大限に活用したいならば，『マインドフルネスストレス低減法』（北大路書房）に詳しくまとめたようなス

ケジュールに沿うことをおすすめします。

このCDを，少なくとも2ヶ月間，ほとんど毎日（35〜50分間程度）「行う」時間を作り，そのあとに，これが役に立っているかどうかを振り返ってみるとよいでしょう。一番良いのは，実践がどのように映ろうとも，ただやること。自分がやれているかどうか，気に入っているかどうか，嫌な日もあるかどうかなどの評価や判断をしないでおくことです。

瞑想実践に費やす時間は，「何もしない」時間であり，時計の時間とは別の，ただ自分とともにいる時間であって，「何かをする」というモードをやめる時間だと考えてはいかがでしょうか。このように瞑想に取り組むこと自体，大きな，そして非常に健康なライフスタイルの変化です。そう簡単にはうまくいきませんが，人生を変える可能性をもっているのです。人生がこれにかかっていると思って，実践してみてください。どこか深いところで，あなたの人生が間違いなく瞑想実践にかかっているのです。

まずは，ボディ・スキャン瞑想（CD1）を2週間とおして行うことから始め，次の2週間は，マインドフ

ル・ヨーガ①（CD2）と1日ごとに交互に続けること
をおすすめします。もし自分にとってヨーガがあまりに
きつい場合は（ヨーガは実際は、とても穏やかなもので，
自分ができる範囲で行い，まだやる準備ができていない
部分については，それをやっている自分をイメージする
ように促されますが），ボディ・スキャンと静座瞑想
（CD3）を交互に行えばよいでしょう。ヨーガのCDの
姿勢については，『マインドフルネスストレス低減法』
にまとめています。

　CD1とCD2を使用した4週間のあとは，静座瞑想
（CD3）を開始し，次の2週間は，マインドフル・ヨー
ガ②（CD4）と交互に行えばよいでしょう。やりたい
気持ちに応じて，静座瞑想とボディ・スキャン，もしく
はマインドフル・ヨーガ①を交互に行ってもよいでしょ
う。7週目は，CDは使わずに，1週間，実践に励んで
みてください。やりたいと思う実践の組み合わせでかま
いません。8週目は，CDに戻りましょう。あなた自身
の独自の瞑想実践を育むなかで，最も意味のあると思わ
れるCDであれば，どれを使っても構いません。それが
あなたのその後の人生のものになるかもしれません。も

ちろん，いつでも，好きなように，いろいろな実践を組み合わせることもできます。

この瞑想ガイドを実践したあとは，それ以外のときでも，自分の人生にもっとマインドフルになっていることに気づくでしょう。これは，マインドフルネス実践がもたらす自然な恩恵です。毎日の生活のなかにある，できるだけたくさんの瞬間のなかで，意図的に，呼吸とからだに気づいているようにすれば，こうしたプロセスは，さらに深めることができます。このように実践をすれば，ストレスの多い状況でも明晰にとらえられるようになり，また自信と独創力をもち，気持ちの上でも安定した状態で，そうした状況と向き合うことへの力添えになることでしょう。

[カバットジン博士がすすめるCDの使い方]

時期	実践の内容	使用するCD
1～2週目	ボディ・スキャン瞑想	CD1
3～4週目	ボディ・スキャン瞑想とマインドフル・ヨーガ①を1日ごとに交互に行う。 ※ヨーガの姿勢がきつすぎる場合は，ボディ・スキャン瞑想と静座瞑想を交互に行えばよい。	CD1 + (2 or 3)
5～6週目	静座瞑想とマインドフル・ヨーガ②を1日ごとに交互に行う。 ※気持ちに応じて，静座瞑想とボディ・スキャン瞑想もしくはマインドフル・ヨーガ①を交互に行ってもよい。	CD3 + (4 or 1 or 2)
7週目	やりたい実践の組み合わせ	不使用
8週目	自分にとって意味が大きい実践	どれでも可 ※複数枚でもよい

注：本表は訳者が作成した

マインドフルネス瞑想を実践する心構え[1]

ジョン・カバットジン

　マインドフルネスの実践には，傷つけないこと，そして思いやること，という道徳観が基礎にあります。つまり，自分と他人に対して，価値判断をせずに，愛情のこもった注意を向け，智慧を陶冶し，こころを開き，慈悲のこころをもつことです。このような注意と気づきを，身をもって示し，体現できるのは現在の瞬間だけです。現在という瞬間だけが，私たちが気づき，感じ，知り，行い，愛すべきものなのです。

　マインドフルネス実践の基礎にある道徳に加えて，心構えも補足しておきます。拙著『マインドフルネスストレス低減法』（北大路書房）では，マインドフルネスストレス低減法（mindfulness-based stress reduction: MBSR）のプログラムや実践法について書いていますが，そのなかで，マインドフルネス実践の基礎となる7つの心構えを書きました。実際は，7つといわず，もっとたくさんありますが，この7つは導入にぴったりなのです。①評価も判断もしないこと，②じっと我慢すること，③初心を忘れないこと，④信頼すること，⑤頑張らないこと，⑥受け容れること，⑦手放すこと，という7つを育むことをとおして，寛容さ，感謝，自制，思いやり，慈悲，共に喜ぶこと，平静さなどの他の要素も育つのです。

1．評価も判断もしないこと

　どんなことに対しても，私たちはたいてい何かしらの考えをもっていたり，見方をしたりするものですが，それは自然とわき起こってくるもので，よく吟味していないものがほとんどです。そういうものが頭をよぎるのを見ようとするとき，評価も判断もしないという態度がきわめて重要になります。こころに浮かぶことに注意を向け始めるとき，基本的にどんなことも，何らかの評価や判断であることにどんどん気づいていきます。好きなこと，好きでないこと，したいこと，したくないことなど，思い浮かぶことは，たいていどんなことも，自分のこころによってレッテルが貼られ，特徴づけられていることなのです。私たちは，まるで自分の価値判断の言いなりになっており，それによって自分の世界とその時々の生き方が彩られているかのようです。

　このことに気づいていることが大切です。価値判断していることを価値判断したり，それを変え

ようとしたりする必要はありません。ただ見ること，それで十分です。これが，明晰さと洞察が生じる土台となり，それと一緒に，物事の実際のありようと，実際の物事を私たちがどのようにとらえているかということや，どのようになってほしいと思っているかということを区別する力のもとになるのです。このように，人生で生じるさまざまな物事を私たちがどのようにとらえ，関わるかということに，気づきというものが深く影響を及ぼしています。とくに，この上なく辛いときや嫌なときこそ，そうなのです。

　評価も判断もしないということは，どんなことでも知っていたり，どんなことにも自分の考えをもったりする必要がないということと似ています。すべてをすぐにわかる必要がないときは，新鮮な目で見やすいものです。

　このCDに録音されている瞑想ガイドの実践を始めるとき，いろいろな評価や判断がどれだけ頻繁にわき上がるか，気づいてください。このガイドや語り手の声が気にくわないかもしれませんし，

ペースが遅すぎるとか，早すぎるとか感じるかも
しれません。瞑想は退屈だと思うかもしれません
し，役に立たないと思うかもしれませんし，ある
いは，もう十分に穏やかな気持ちにしてくれてい
ると思うかもしれません。心に浮かぶことがどん
な評価や判断であれ，それは自分が思っているこ
とであり，考えていることであり，評価し，判断
していることだ，と気づけばよいのです。それを
振り払おうとしたり，そのことで自分と言い争っ
たり，責めたりする必要はありません。ただそれ
に気づいておいてください。それだけです。これ
が判断を保留にし，瞬間をただありのままにして
おき，気づいたままの状態でいる，非常に有効な
やり方なのです。

2．じっと我慢すること

瞑想ガイドを実践しているとき，今の状況に満
足しておらず，もっと自分が望むように変えたい

と思っていることに気づくかもしれません。もちろん，これは正式な瞑想実践だけではなく，日常生活にも当てはまります。私たちは，いつもどこか別のところへ行こうとしています。すべてが「自分」のために動くような，ちょっと良い瞬間や，より良い状況に向かおうとする強い欲求があります。私たちは，いとも簡単に不満を感じ，我慢できなくなり，駆り立てられるのです。

　もちろん，このような焦りが次なる瞬間に影響を及ぼします。そのせいで，私たちはすでにいる状況に安心していられなくなり，物事のあるべき姿と調和を保てなくなります。チョウを手に入れたいあまりに，チョウにサナギから早く出てきてほしいと思う子どもが，その典型的な例です。その子は，物事がそれぞれに合ったペースで進展するものだということを理解しておらず，無邪気にもそのサナギをむしりとってバラバラにしてしまいます。

　じっと我慢することは，マインドフルネスを実践するうえで，本当に素晴らしい態度です。なぜ

なら，マインドフルネスの実践は，根本的な意味で，完全に時間の外に踏み出すことだからです。現在の瞬間について話しているときは，今について語っているのであって，「時計の時間の外」について語っているのです。誰でもそのような瞬間を経験したことがあるはずです。実のところ，私たちにはそのような瞬間しかないのですが，そのほとんどを見逃しているのです。自分のために時間が止まるような瞬間や，どんなことであっても実際の物事のありようを変えようとしない安らかな気持ちでいる瞬間，またこの瞬間だけで十分だという瞬間を体験することは滅多にありません。

　マインドフルネスの実践をとおして，時計の時間の外へ踏み出して，今という時間を超えた本質に降り立つ方法を「学ぶ」ことができます。実際は，このことは人生にもっとたくさんの時間を与えてくれます。なぜでしょうか。それは，私たちがマインドフルになり，瞬間瞬間に住まうとき，言ってみれば，今現在と人生の最後との間にある無数の瞬間を手にすることになるのです。それは

生きるためにあるたくさんの時間です。だから，急ぐ必要はありません。このことを定期的に思い出すことで，これまで以上の忍耐強さを体現できるのです。

3．初心を忘れないこと

　鈴木俊隆老師の有名な言葉に，「初心者の心には多くの可能性があるが，熟練者の心には可能性はほとんどない」というものがあります。私たちは，瞬間瞬間に，何度も何度も繰り返し繰り返し，初心を呼び起こす必要があります。自分の思いや考え，技能は，いとも簡単に，知らないことに気づく力を曇らせてしまうからです。明晰さと独創性をもって物事を見，また誠実さをもって生きるためには，「無知」であることに気づいていることが，途方もないほど重要なのです。

　瞑想を初めて行うときは，まだ初心をもっていることでしょう。しかし，そうこうするうちに，

初心を忘れてしまうことはまず避けられません。

　瞑想の実践を続け，本を読んでいくうちに，おそらく，瞑想のことを少しは知っていると思うようになるでしょう。そう思ったら，あなたはつかの間，初心をすでに忘れていることに気づくかもしれません。だからこそ，どんな人でも，瞑想について本当に知っていることはほとんどないと肝に銘じておくことが賢明です。ある禅師は，40年の瞑想指導を「川のほとりで水を売ること」になぞらえていることで有名です。

　初心とは，ひとつの態度です。何も知らないという意味ではありません。初心とは，膨大な知らないことを目の前にして，自分が知っていることや，経験したことがあることにとらわれないくらい，ゆったりとしていられることを意味しています。

　幼い子どもの素晴らしい点やうれしそうな様子について，少し考えてみると，そのなかに，初心のもつ新鮮さから生じているものがあることに気づきます。大人である私たちにとって難しいのは，あらゆる瞬間に出会い，その新鮮さと興味深さに

気づけるかどうか，つまり，これを見たことは一度もないと思えるかどうかです。

　知っている人を新鮮な目で，まるで初対面のときように見ることができるかを試してみることで，初心を陶冶することができます。その人自身を見ていますか？　それとも，その人についてのあなた自身の思いを見ているだけですか？　自分の子どもや親，配偶者，犬，猫などを，初心をもって見ようとしてみてください。生きていくなかで起こる問題も初心をもって見ることができます。空や星，木々，水，石などが見えますか？　明晰ですっきりとしたこころで，あるがままの姿が本当に見えていますか？　あるいは，たんに自分の思いや考え，好き嫌いなどのベールを覆ったまま，見ているだけになっていませんか？

4．信頼すること

　マインドフルネスの4番目の心構えは，信頼を

することです。このように自問してみましょう。信頼できるものは何でしょうか？　自分が知っていることを信頼できますか？　自分が知らないと思っていることも信頼できますか？　物事がそれぞれに合ったペースで進展するものだということや，すべてを直す必要はなく，さらに言えば，何も直す必要はないということを信じられますか？　他の人と食い違っても，自分の直感を信じることができますか？　自分が自分自身という人間だと信じられますか？

　ついでに言えば，自分が考えていることを信頼できますか？　自分の思いや考えを信頼できますか？　自分の考えは当てにならないということがよくあります。私たちは，ついつい，実際に起こっていることを見間違ったり，誤解したりするからです。もしかしたら，あなたが本当だと思っていることも，ある部分は，本当なだけかもしれません。いかがでしょうか？　自分の見方が完全に正しい，とよく吟味しないままに思い込み，新しい可能性が見えなくなっているということはな

いでしょうか？

　自分が思っていることを完全に信頼できるというわけではないとしたら，気づきは信頼できるでしょうか？　自分の心に頼れるでしょうか？　少なくとも傷つけたりはしないという気持ちは信じられるでしょうか？　それが正しくなかったということがわかるまで，自分の体験に頼れるでしょうか？　そして，「それが正しくなかった」という発見も，信じることができるでしょうか？

　自分の感覚は信じられるでしょうか？　おわかりのように，どんな感覚にも欺（あざむ）かれます。そのため，感覚や見た目に完全な信頼を置くことはできません。それでもなお，おそらく私たちは，自分のいろいろな感覚にもっと触れ，感覚に耳を傾けると浮かび上がってくるものと，もっと親しくなれるように訓練してみることもできるはずです。もちろん，これはからだを信頼することと言ってもよいでしょう。

　あなたは，自分のからだを信頼できますか？　自分のからだを信頼していますか？　もし過去や

現在，ガンを患っているとしたら，どうでしょうか？　それでも，信頼する余地は残っていますか？　どんなに具合が悪いところがあったとしても，悪いところよりも良いところのほうがまだ多いかもしれないという感覚はありますか？　何が起こっているのかはわからなくても，おそらくは，あなたの心構えによって，生を最大限に生きるべく，自分の身体の良い部分が総動員されることでしょう。無知であることを信頼できますか？　できることもあれば，できないこともあるでしょうし，もしかしたら，わからないということもあるでしょう。その「わからない」ということも信頼できるものなのかもしれません。

5．頑張らないこと

　5番目の心構えは，頑張らないことです。これは私たちにとって，とくに困難なことかもしれません。なぜなら，どんなことでも，たいていは，

目的があるからするのであって，何らかの結果を得るために行うからです。私たちは，「人間存在」（human beings）ではなく，「人間行為」（human doers）と改称したほうがよいかもしれません。瞑想実践では，本当に，向かうべきところがなく，何もするべきことがなく，何も得るべきものがないとされますが，そのような考え方は，私たちの頑張ろうとする気質や，常に上達したり，うまくなろうとしたりする欲求からすると，まったく奇妙で，不可解で，異質なものにさえなりえます。

　頑張らないことは，私たちが今と呼ぶ現在の瞬間がもつ，時間を超越した性質と関係しています。正式な瞑想実践で，現在の瞬間に住まうとき，本当に，本当に，それこそ本当に，向かうところもなければ，することもなく，得るべきものもないのです。車の運転は，いったん習得すれば，自動的になり，使いこなしても，それについてはけっして考えないようなスキルですが，瞑想は，このように今まで身につけてきたものとはまったく違います。

　頑張らないということは，平凡なことではあり

ません。あなたがすでにここにいるということを気づかせてくれるものです。どこにも向かうべきところがないのは，瞑想への誘いがただたんに目を覚ましていることだからです。人生とはまさに「これ」です。瞑想でいう覚醒や感得とは，ヒマラヤの洞窟で40年間坐禅をしたり，崇敬する師に学んだり，あるいは１万回平伏したりすると，今よりも必ず智慧がつき，悟りを得る準備ができるといった望みをちらつかせる現実離れした理念ではありません。おそらく，たんに年を取っていくというだけのことです。大事なのは，今との関わりなのです。

　ほんのちょっとでも，「これがそれなんだ」，今を生きているんだ，すでにここにいるんだ，ということを思い出すだけで，大きく違ってきます。こうなりたいと願う将来はすでにここにあります。これがそれなんです！　この瞬間こそ，これまで生きてきたすべての瞬間の未来なのです。将来のことを考え，また思いをはせた瞬間もあったでしょう。あなたは，すでにそのような瞬間のなか

にいます。それが「今」と呼ばれるのです。この瞬間との関わり方が，次なる瞬間の質とあり方に関わってきます。このように，現在を大事にすることによって，未来を形づくることができるわけです。

　頑張らないということは，もちろん，何でも成し遂げられないという意味ではありません。長い間瞑想を続けている人で，優れた業績や重要な仕事を多く成し遂げた人はたくさんいます。誰にとっても難しい挑戦になりますが，私たちがやっていること（doing）の少なくとも一部が，あるということ（being）から出てきているかどうかが肝心です。それは独特の芸であり，意識的に生きるという芸です。人生そのものが瞑想実践であり，瞑想の師にもなるのです。

6．受け容れること

　ここで6つ目の心構えにあたる受容がきます。

これはすぐ誤解されます。何が起ころうとも，「それをただ受け容れる」べきだということを意味していると思う人がいます。しかし，誰も「それをただ受け容れなさい」とは言っていません。天災にせよ，人災にせよ，とりわけ，ぞっとするようなことが起きた状況では，起こったことを受け容れるようになることほど，困難なことはありません。受け容れるということが意味するのは，突き詰めていくと，物事のありようを自覚し，現在の瞬間における物事との賢い関わり方を見つけることです。そうすれば，明晰な洞察によって，その時々に適した行動をとれるものです。

　受容は，受け身になり，諦めてしまうこととは何の関係もありません。しかし，もし物事をありのままに見ず，受け容れないならば，どのように振る舞えばよいかわからないでしょう。あるいは，今こそ頭を冴え渡らせて，心を落ち着けないといけないというときに，恐怖に押しつぶされてしまい，その恐怖があなたの心を曇らせてしまうかもしれません。もしも頭も働かず，心も落ち着きそ

うにないなら，その恐怖に意識を向けていることが求められます。そうすれば，恐怖に囚われずに，恐怖との付き合い方を見つけられるからです。しかし，そのようなときに，物事をありのままに見ず，受け容れないならば，やはり恐怖に飲み込まれ，恐怖で心が曇ってしまうことでしょう。受容を育むということは，まさに一生をかけて従事することなのです。

　たとえば，あなたに慢性の腰痛があり，ずっと「人生は終わりだ」と思い続けているとします。たぶん，あなたは慢性腰痛になる前の日々を思い出し，「これで人生が台無しになった」と考えています。それは，ある程度は本当のことでしょうが，このような態度によって，現在と未来の両方の選択肢をつぶしているようにみえませんか？　あなたをすぐに罠にはめ，うつと絶望の世界に誘う，ちっちゃな物語を生み出しているのは，この態度だということがわかりませんか？　その物語はどんどん強化され，終わることなくずっと続き，目に見える大きな変化は何も生じません。これは，

抑うつ的反すうと呼ばれる思考の流れです。健康な生き方ではありません。

　逆に，「この」瞬間をただ手にしているだけだとイメージしてください。どのような不快感を感じていようとも，それも含めて，あなたがそこに存在し，あるがままに気づいている，この瞬間です。その物語は，もう自分に言い聞かせるちっちゃくて，制限された，融通の利かない物語でもなく，自分が被害者の物語でもないことがわかりませんか？　そのような物語はまだここにあるかもしれませんし，ある程度はまだ本当でしょう。しかし，今やあなたは，もっとたくさんの可能性を認められるような，ずっと広い見方をもった，ずっと大きな物語を手にしています。物事の今のありようを受け容れると，まさに次なる瞬間が違ってくるということがみてとれませんか？　私たちがいつも背負っているものの，完全な物語にはなっていない，あらゆる語りから，次の瞬間は，瞬く間に自由になれるということがわかりませんか？　瞑想を実践すれば，まさに今からだのなか

でこの瞬間がどのように存在しているのかということを呼び戻してくれます。この瞬間というのは，体験に基づき，身体に基づき，そして現在の瞬間に基づいています。この瞬間は，可能性に対しても，無知に対しても開かれており，寛容で賢明なのです。

7．手放すこと

マインドフルネス実践の最後の心構えは，手放すことです。手放すとは，あるがままにしておくことを意味します。何かを押しのけたり，こだわっているものや何よりも執着(しゅうじゃく)しているものを，無理に切り離したりすることではありません。それとは反対に，手放すことは執着しないこと，とくに，結果に執着しないことに似ています。欲しいものやこだわっているもの，あるいはたんにもつことが「当然」だと思っているものを，もう手に入れようとは思っていないときに似ています。

また執着しないことは，多くの人が嫌がるものやものすごく嫌悪感をもつものに固執しないことも意味します。嫌悪もたんに別の形の執着であり，ネガティブな執着です。嫌悪には反発するエネルギーがありますが，まったく同じ執着です。意図的に物事をあるがままにしておく態度を育めば，「こんなことが起こるわけない」とか「こういうふうになるのが当然」と言い続ける声よりも，自分がずっと寛大で雄大であることに気づきます。物事をあるがままにしているとき，あなたは存在の領域に寄り添っています。それは気づきそのものであり，純粋な気づきです。

　こうして，あなたは，その瞬間，もはや自分の考えの産物でもなく，すべての中心に自分を置こうとする根強い執着の産物でもないことが確認できます。考えることさえ，また物事を自分の思い通りにしたいという絶え間ない気持ちさえ，気づいておくことができます。そのような考えやそれに伴う気持ちは，突き詰める必要もなければ，追い払う必要もありません。恐れる必要もありませ

ん。ただ，近寄ることはできます。そうした考えや気持ちのための「玄関マット」を敷いて歓迎し，それはたんなる考えであり，気づきのなかにある，個人とは関係のない，たんなる出来事だと理解できます。

　こんなふうにして，考えや気持ちに囚われることなく，ただそれらを気づきのなかに留めておけるということを悟るのです。私たちは，抑えられない自分の欲求の犠牲者になる必要はないのです。これがわかると，手放すことができ，物事をあるがままにしておき，あなたはただ存在していることができ，その気づきが知識になっていきます。もはや何も追い払う必要はありません。この選択肢が，私たちの体験への，賢明で，思慮分別があり，健康な，唯一のアプローチだということが徐々にわかってくるでしょう。それはたちどころに私たちを解放してくれます。このように手放せば手放すほど，私たちの上手なありよう（well-being）[2]がそれだけ深まるのです。

　物事をあるがままにしておく態度，願望や恐れ

を手放す態度，執着しない態度は，反動的に距離を置いたり，考えないようにしたりすることではありません。また，ほんの少しであっても，自分を現実から切り離そうとすることや，解離した行動とも混同してはいけません。自分を防衛するために行う，病理的な引きこもりでもありません。それとは正反対に，心と精神のこの上なく健康な状態です。それは，新しいやり方で，現実全体を抱きしめることを意味します。しかし，マインドフルネスや他の心構えと同様，それは理想的な状態でもなければ，特別な状態でもありません。それは実践をとおして育まれる，ひとつのありようなのです。

　他のどの心構えもそうですが，私たちには実践する機会がいくらでもあるのです。

［1］　本稿は，日本版 CD のためにカバットジン博士が新たに書き下ろした新稿である。
［2］　通常，"well-being" は幸福や健康と訳されるが，ここでは "being" がテーマになっているため，このように訳出した。

ジョン・カバットジン博士の人となりと
マインドフルネスストレス低減法

春木 豊

1. カバットジン博士の人となり

　　ジョン・カバットジン（Jon Kabat-Zinn）博士はマサチューセッツ工科大学大学院博士課程（1964-1971）の出身で，1969年にノーベル生理学・医学賞を受賞したサルヴァドール・ルリア（Salvador Luria）のもとで分子生物学の学位を取得しています。

　　この当時から，彼は自分の人生は如何にあるべきかに関して考え続けていたようで，ノーベル賞受賞者のルリアや父親（同じ分野でノーベル賞候補と言われていた）のような分野では生きてゆけないと思っていたのではないかと想像します。それと並行して，1966年頃から瞑想を行うようになっていました。

　　結婚したため就職し，ブランダイス大学の生物学教室の教員として，一般学生に分子遺伝学を教えることになりました。それと同時にケンブリッジ禅センターで，韓国人の禅僧であるスン・サン（Seung Sahn）から禅を教わったり，教えたりしました。またハーバードスクエアの教会で，ヨーガを教

えていたり，アスリートに瞑想やヨーガ／ストレッチのワークショップを行ったりしていました。そして1976年には，新しいマサチューセッツ大学の医学部で仕事を始めました。

ところで，1979年の春にある体験があったようです。それはマサチューセッツのバリーにある洞察瞑想協会（The Insight Meditation Society）で2週間のヴィパッサナー瞑想の研修を受けていたときのことです。研修の10日目のある日の午後，自分の部屋で坐っていたところ，カバットジン博士はおよそ10秒間ぐらいの幻覚（vision）を体験したのです。それは空想や考えではなく，今日に至るまでなんといったらよいか自分でもわからないし，その必要も感じていないと彼は言っています。

この体験の結果，彼はこれまでの13年間で学んできたヨーガや瞑想（当時は異文化のものだと思われていましたが）を西洋の一般の人たちに広めることは，価値のある仕事だと確信することができたのでした。

1979年の秋には「ストレス低減・リラクセーションプログラム」と称して仕事を始め，後にマサチューセッツ大学医学部で「ストレス低減クリニック」と改称されました。そしてこの仕事は「マインドフルネスに基づくストレス低減法」（Mindfulness-Based Stress Reduction: MBSR）と呼称されるようになりました。現在はサキ・サントレーリ（Saki Santorelli）に所長の座を譲り，Center for Mindfulness in Medicine, Health Care, and Society と改称されています。現在，カバットジン博士はマサチューセッツ大学の名誉教授となり，世界中を回っています。東洋では，中国本土，香港,

韓国,オーストラリアなどをすでに回り,2012年に2度目の来日をしました。

　筆者とカバットジン博士との交流は今から20年ぐらい前からになります。彼が1990年に出版した *Full Catastrophe Living* という今も改訂されずに出版され続けている著書を,縁あってある出版社から訳さないかと持ち込まれたのがきっかけでした。ざっとみて内容に驚きました。筆者は若いときから仏教思想に関心を持ち,坐禅なども多少たしなんでいましたが,この本の内容が主として,坐禅やヨーガから成り立っていることに興味を引かれたのです。筆者は研究活動としては,東洋的行法と心理学との関係に関して,1989年から日本心理学会大会で発表を始めており,ウェスト（編）『瞑想の心理学』（川島書店）を1991年に翻訳出版していました。

　カバットジン博士の著書は,その頃注目され始めていたストレスに焦点を当て,その対処法として,坐禅を用いるという斬新な発想で,筆者にとって刺激的なものでした。そこで1993年に日本健康心理学会主催の国際健康心理学会議で,シンポジウムを企画して彼を招待し,また筆者が主宰していた国際的な研究会にも参加してもらいました。同時に,1993年には彼の本を翻訳出版したのでした。そのときのエピソードを思い出します。彼は東京に滞在中に,京都に出かけ,龍安寺の大珠院の住職であった盛永宗興老師に会い,坐禅を宗教としてではなく,ストレス対処法として活用することの可否について,老師の見解を聞きただしたようです。その結果,老師から自分のやっていることを認めてもらうことができたと感激の表情で言っていたのが印象に残っています。（この

事情については，J. カバットジン（著）田中麻里（監訳）『マインドフルネスを始めたいあなたへ』（星和書店）を参照）。

　彼のMBSRワークショップには，イタリアでの国際構成主義学会やスウェーデンでの国際認知療法学会のときに参加した経験がありましたが，もう少しきちんと学びたいと思い，2003年に定年退職したのをきっかけに，アメリカ・テキサス州のオースティンで開かれた，カバットジン博士とサントレーリ氏による7日間のワークショップに参加しました。60人ほどの参加者で，MBSRの指導者を目指している人たちでした。朝6時の静座瞑想から始まり，夜9時までの実習でした。内容はMBSRのプログラムの講義と実習の繰り返しでしたが，印象的だったのは，ディスカッションが多いことでした。また中の一日に沈黙で過ごす日があったりしました。

　ワークショップ中でのカバットジン博士に関して印象的だったことは，参加者の中で，理由はよくわからなかったのですが，質問中に泣き出す人がいたとき，さっと演壇を降りて近づき，抱くような姿勢で，話しかけている姿は，臨床家そのものの姿でした。このようなことはよく起こるのだと言っていましたが，MBSRのこれほどの世界的流行には，彼のパーソナリティがかなり影響しているのではないかと思います。

2.　マインドフルネスストレス低減法（MBSR）の前提

　　　MBSRは先に述べたように，カバットジン博士自身の体

験をもとにして，プログラムされたものです。したがって，その内容は坐禅（ヴィパッサナー瞑想），ヨーガです。しかし，これらを伝統の宗教とは切り離し，万人の心身の健康のための技法として，活用しようとしているのが特徴です。

　このCDは，技法に関しての教示からなっています。ここでは，その技法の背景になっている考え方に関して，若干の説明をしておくことにします。彼が著書や講義で繰り返し述べている言葉を拾い上げて，解説してみましょう。

1）「今，ここ」「一瞬，一瞬」
　この言葉が再三強調されます。なぜなのでしょうか。これを仏教思想から考えてみましょう。よく知られているように，仏教の根本思想は「諸行無常」といい，換言すれば万物は流転するということです。恒常的なものはなく，変化して止まないという思想です。とすると，確実なのは「今の現実」のみということになります。今ここに生きているという現実以外に確実なものはないということです。今の次の瞬間には地震でつぶされるかもしれないということは，われわれはいやというほど経験してきました。生きているということは，今の瞬間，今の瞬間という断絶した瞬間の経過であると考えられます。そこで今の現実に注意を向け，それによって今に生きる現実の感覚に気づきをもつことが重要だということです。

2）「とらわれない」
　これは次々にわいてくる欲求，感情，思いに引きずられないということです。古来から坐禅においても，「雑念を排除

せよ」と言われてきました。これはなぜでしょうか。このようなこころの動きは，上に述べた現実感覚をしばしば妨害するからです。思いは主観的な想念であることが多く，現実とは異なることがしばしばあります。過去はどうだったとか将来はどうなるかといった思いは，現実への注意をそらすことが多いといえます。将来への不安に悩まされるといったことがありますが，これは不確実なことで，それにおびえていては現実を生きていないことになります。

　しかし，これらは必要なこころの働きではあります。したがって，いつもこれらを排除せよということではありません。その都度必要か必要でないかを判断してゆくことになりますが，実はそれができるためにも，現実の感覚に密着していないと誤ることになるといえます。慢性的な思いに囚われているのを自動思考といいます。これはしばしば，うつ反応と関係しているといわれています。このような思いに引きずられている状態から脱却するために，思いに引きずられない方法として，マインドフルネス瞑想が注目されているのです。

3）「あるがままに受容する」

　現実に注意を向け，それを経験するためには，色眼鏡を外さねばなりません。とくに現実が好ましくない状態であると，現実から目をそらしやすいといえます。思考（空想）の世界に逃れ，現実に生きることからそれてしまいます。そこで重要なのは，まず現実を価値判断なしに受け容れることが基本です。良しにつけ悪しきにつけ，あるがままの現実をただ経験するということ以外にありません。この態度は，現実に生

きることを目指すマインドフルネス瞑想のためには必要不可欠の条件であるといえます。

3. マインドフルネスストレス低減法（MBSR）の技法

MBSRの技法そのものは，このCDから学ぶのですが，このプログラムの全体像を知っておくことは役に立つことと思われます。この知識はJ.カバットジン著（春木豊訳）『マインドフルネスストレス低減法』（北大路書房）で詳しく学んでください。ここではごく概要のみを述べます。

1）咀嚼瞑想

MBSRのワークショップを始めるにあたって，必ずといってもよいほど行うものです。

これはたいてい干し葡萄を使って，それを触って，見て，嗅いで，口に入れて，ゆっくりと感じながら咀嚼してみるということです。これは，今行っていることに注意を集中し，感じてみるということですが，これはマインドフルネス瞑想そのものを体験することであるとしています。

2）呼吸法

呼吸はMBSRのキーワードです。とくに呼吸法の訓練ということではありませんが，腹式呼吸をして，呼吸の動きに注意を集中し，いろいろな思いが浮かんだら，呼吸の感覚に注意を向けなおすということで，呼吸は船の碇のようなも

のであるといっています。

3）ボディ・スキャン

これは体の各部分（脚の指先，踵(かかと)，ふくらはぎ，膝，大腿部，尻，背中，腹，胸，首，顔面，頭など）に順次に注意を集中してゆき，その部分の感覚を感じてみるという作業です。身体感覚を豊かにし，リラックスするためのものです。

4）ヨーガ

ハタ・ヨーガです。ヨーガの要点は，いったん体を緊張させ，その後緊張を解くことで，緊張や弛緩の感覚を味わうことです。体の感覚と同時にそのときの心の感覚も味わうことが大切です。

5）静座瞑想

いわゆる坐禅です。先に述べたように，いろいろな思いに囚われたら，呼吸に注意を戻すということの繰り返しです。それにより思いに囚われないで，自分の心を客観視するための訓練であるといえます。

6）歩行瞑想

これは坐禅中に行う経行(きんひん)といわれているものの応用です。気分を変えたり，脚の痛みを和らげるために，坐禅の途中で，堂内をゆっくりと集中して歩くことが行われますが，MBSRでは，歩くことの感覚に注意を集中して，適度の速さで，歩くようにします。

このように，MBSRはいくつかの技法の集まりからなっています。治療法としては，これらの技法はそれぞれ45分ずつで，一日１つないし，２つ行い，８週間は続けます。基本はホームワークで，１週間に１回はチェックを受けます。

　MBSRは治療のためというよりは，自己研鑽の方法であり，一生続けるべきものであるとカバットジン博士は言っています。

【参考文献】
　Kabat-Zinn, J. (2011). Some reflections on the origins of MBSR, skillful means, and the trouble with maps. *Contemporary Buddhism, 12* (1), 281-306.

マインドフルネスとは？
——意味と効果とそのメカニズム

菅村玄二

1. マインドフルネスの意味

　東海道新幹線に乗っていると，たまに車両内の電光掲示板に「キャリーバッグをご利用の際は，周りのお客様の安全に十分ご注意下さい」という注意が流れます。「おっ！」と思ったのは，そのあとです。外国人向けに流される最後の部分の英語表記として，"please be mindful of other passengers."と表示されるのです。

　もちろん，この"be mindful"とは，「注意する」という意味で使われているわけです。英語を勉強している人にとっても，あまり馴染みのない単語かもしれませんが，このような文脈で"mindful"という言葉を用いることは，それほど珍しいことではありません。この単語自体は，「よく覚えている」ことを意味する言葉として，14世紀中頃から使われており，そこから，「心をとどめておく」「心を配る」「気づかう」といった意味でも使われるようになってきました。そのため，冒頭の文章の場合，「注意する」といっても，それは「意識を集中する」という意味よりも，「周りに人がいること

を忘れずに，心配りをしながら，キャリーバッグを引くように」というニュアンスになっているといえます。

では，"mindful"の名詞形である"mindfulness"はどうでしょうか。オックスフォード英語辞典によると，16世紀にこれに近い"myndfulness"や"mindfulnesse"という単語が使われているものの，初出は1817年で，まだ200年足らずの歴史です。歴史が浅くてもよく使われる言葉もありますが，この言葉は，実は現在でも日常的に使われる言葉ではありません。一般のアメリカ人にも，どういう意味なのかと聞かれたことが何度もあります。日本で「マインドフルネス」というカタカナ言葉が，まだまだ馴染みがなく，初めて聞く言葉だと思われるのも十分うなずけます。

そもそも，マインドフルネス瞑想をはじめとして，今日，瞑想実践や学術的な文脈で使われている"mindfulness"という単語は，もともと英語にあった"mindful"という形容詞を名詞化することで使われるようになった言葉ではなく，英語圏にない言葉を輸入する際に当てられた単語に，あとから意味が付与されていったという背景があります。

これに関して，私は『マインドフルネス認知療法』（北大路書房）の補遺[1]のなかで，「"mindfulness"という言葉は，そもそも1900年にイギリスのリース・デービッズ（Rhys Davids, C. A. F., 1843-1922）が，パーリ語（中期インドのアーリヤ系言語で，原始仏教の経典で使われている言葉）の《サティ》（sati）を英訳したことから使われるようになった」と述べました。実際，そうした解説がなされることが少なからずあり，私も原典に当たって，そのように思い込んで

いたのですが,その後,よくよく調べてみると,これはどうも三重に間違っていたようです。

　第一に,今述べたように,"mindfulness"という言葉は,仏教とは異なる文脈では,1900年以前から用いられていたという点です。《サティ》を英訳するための造語ではなく,もともとあった英単語がパーリ語を訳す際に当てられたと述べたほうが正確でした。第二に,パーリ語研究者のリース・デービッズは,当時,(少なくとも) 2人おり,《サティ》を最初に英訳したのは,キャロライン・オーギュスタ・フォーリー・リース・デービッズ (Caroline Augusta Foley Rhys Davids, 1857-1942) ではなく,その夫のトーマス・ウィリアム・リース・デービッズ (Thomas William Rhys Davids, 1843-1922) でした (生没年は正しかったものの,人物を取り違えていました)。第三に,最初に訳されたのは,1900年ではなく,1881年に出版された *Buddhist Suttas*[2]であったという点です[3]。

　《サティ》は,漢語では「念」や「憶念」と訳され,「心をとどめておくこと」や「心にとどめおかせるはたらきとしての注意力」という意味とされるので[4],英語の"mindfulness"の含意と近いといえます。この言葉は,釈迦の最初の説法であり,原始仏教で重視される「八正道」[5]に出てきます。これは修行の基本となる8種の実践徳目ですが,その第7番目に「正念」(right mindfulness) があり,「邪心を離れ,真理を求める心を常に忘れないこと」[6]が大切だとされています。

　ところが,イギリスの仏教学者であるラパート・ゲッシン (Rupert Gethin) は,現在のマインドフルネス瞑想が,必ず

しもこのような仏教の経典を直接的な背景として生まれたというわけではない，と指摘しています[3]。「マインドフルネス」という言葉で呼ばれるようになった仏教瞑想が普及したのは，テーラワーダ仏教の僧であるニヤーナポニカ・テラ（Nyanaponika Thera, 1901-1994)[7]が1954年に『仏教瞑想の核心：ブッダのマインドフルネスに基づく精神修養ハンドブック』[8]という本を出版したことが直接の契機となっているといわれています[3]。

　書名からもわかるように，この本は仏教瞑想の中核にマインドフルネスを位置づけるものですが，その解説のなかで，マインドフルネスとは「正念」そのものではなく，「最小限のありのままの注意」（bare attention）であり，なんら神秘的なものではないと断っています。これは，見るもの聞くもの感じるものなどすべてを，自分の関心をもとに判断してしまう私たちの習慣とは正反対のもので，そのような習慣に気づいていくことで，そうした価値判断をしないようにするための手始めになる，と述べています。これ以降，西洋では，マインドフルネスを「ありのままの注意」とする見方が拡がり，仏教瞑想に関する多くの著作のなかで，仏教瞑想の本質はマインドフルネスであり，またそれが発展するなかで，このアプローチが《ヴィパッサナー》（vipassana）と呼ばれる「洞察瞑想」と同一視されるようになっていった，と指摘しています。今日のマインドフルネス瞑想や，マインドフルネスという言葉の使い方も，この流れにあると考えられます。

2. マインドフルネスストレス低減法の効果

　現在，マインドフルネスに関して，さまざまな分野で研究されており，とくにその臨床的応用は世界的に注目されています。そのほとんどは，本瞑想ガイドの原著者であるジョン・カバットジン（Jon Kabat-Zinn）の一連の研究に端を発しています。彼は，マサチューセッツ大学の医療センターで，1979年にマインドフルネスストレス低減法（mindfulness-based stress reduction: MBSR）を開発し[9]，マインドフルネスを用いたアプローチの実践と研究の火付け役となりました。MBSRの詳しい実践内容については，『マインドフルネスストレス低減法』（北大路書房）[10]を参照してください。

　初期の実証的な研究としてしばしば引用されるのは，カバットジンら[11]によって1985年に発表された慢性疼痛に対する治療効果です。慢性疼痛とは，「客観的，生理的に観察される病態から期待される程度とは著しく不相応な強い痛みが，長期間にわたって持続する病態」であり，身体的な痛みと精神的な痛みが分かちがたく結びついた複合的な体験だといわれます[12]。カバットジンらは，90名の慢性疼痛患者に対して，10週間からなる当時のMBSRプログラムを実施したところ，統制群の患者と比較して，痛みやそれに関係するさまざまな症状，また不安，抑うつなどが改善することを見いだしました。なお，これらの効果は，今感じる痛みの軽減を除いて，1年以上も持続したことがわかりました。

　痛みの軽減の効果も持続しなければ意味がないと思われるかもしれませんが，むしろ痛みそのものは相変わらずあった

としても，それとの付き合い方が変わることで，それにまつわる症状が軽減することのほうが，マインドフルネスの性質をよく表しているように思います。この結果は，追試によっても確認され，4年に及ぶ追跡調査も行われています。カバットジンらは，この結果に対して，患者が感覚に注意を向け，その都度生じる痛みの感覚とそれに伴う思考を区別することで，痛みの体験から距離を置くことができたのではないかと考えています。

　その後の研究[13]では，乾癬の患者への介入の効果も検証されています。乾癬とは，外見を損ねる皮膚疾患の一種で，不快な痒みを伴うことから，それがまたストレスになるといわれています。光線療法，あるいは光化学療法を受けている37名の乾癬患者が，その治療のみを継続する群と光線治療中にMBSRのテープを聴く群に振り分けられました。そのテープには，身体感覚，呼吸，周囲の音，思考，感情についてマインドフルネスになるための教示などが入っており，本瞑想ガイドのもとになったものです。治療は週に3回行われ，乾癬の面積が治療前の5％以下になるまで続けられました。その結果は，MBSRのテープを併用した群のほうが，そうでない群よりも早く症状が改善するというものでした。MBSRの訓練によって，乾癬の悪化につながるようなストレスに関係する感情や考え方を緩和させたためだと解釈されています。

　ほかには，慢性疼痛，高血圧，不安・パニック障害などの患者に対して，毎日20分の瞑想が求められる8週間のMBSRプログラムを実施したところ，身体症状や心理的問

題の軽減，また活力，社会性，健康感などの著しい改善がみられたという報告[14]もあります。また，乳がんの寛解期にある患者を，MBSRを行う群と，他の好きなストレスマネジメントを行う群に分け，不眠の症状について検討したところ，いずれの群も日々の睡眠の質が向上したが，マインドフルネスの実践を多く行った者ほど，睡眠の質はより改善されたという研究[15]もあります。ジーン・クリステラー（Jean L. Kristeller）は，食欲異常亢進（binge eating disorder）の患者にMBSRを実施し，その結果，過食の頻度も，その程度も低くなり，自尊心と自己制御感が増加したと報告しています[16]。うつの治療や再発予防については，MBSRをベースにした，「マインドフルネス認知療法」(mindfulness-based cognitive therapy: MBCT) が効果をあげています。これについては，同名の訳書[17]を参考してください。

　MBSRの効果は，心身医学的な疾患や精神医学的な障害の改善にのみ限られるわけではありません。健康な人を対象にMBSRを行った研究もかなりあります。たとえば，MBSRを行った大学生の参加者は，何もしなかった群よりも，ストレスが低下するだけでなく，他者を許そうとする傾向が増したことが判明しています[18]。ほかにも，反すう（過ぎ去ったことを繰り返し考えて悩む傾向）や特性不安（パーソナリティとしてもっている不安の程度）が減少し，共感や自分自身への思いやりが高まることもわかっています[19]。MBSRそのものではありませんが，その導入で使われる「マインドフル・イーティング」（さまざまな感覚に注意を向けながらゆっくりと食べる瞑想）がありますが，これを行うだ

けでも，普段通りに食べる場合と比較して，直後の注意力が向上することも示唆されています[20]。

3. マインドフルネス瞑想の脳科学的メカニズム

　MBSRをはじめとしたマインドフルネス瞑想を行っているときや，行ったあとの脳活動についても，実にたくさんの研究がなされています。ブリッタ・ヘルツェル（Britta Hölzel）らは，マインドフルネス瞑想がどのようにして効果をもつのか，それに関わる4つの要素を抽出し，それぞれについて最新の脳科学の知見と照らし合わせながら，理論化を試みています[21]。

　1つ目は，注意のコントロールです。これと決めた対象について注意を維持し，気がそれても，またそこに注意を戻すという瞑想の仕方があります。このような瞑想を行っているときは，前帯状皮質が活性化することが明らかになっていますが，この部位は異なる脳のネットワークを活性化するスイッチに関係しているため，自分の思考をコントロールしやすくなると考えられています。

　2つ目は，からだの感覚への気づきです。マインドフルネス瞑想によって，呼吸や他の身体感覚が注意の対象になり，その気づきが増すことが知られています。こうした気づきは島皮質と関係していますが，MBSR後にも島皮質の活動が活性化することがわかっています。また，これを8週間続けると，側頭頭頂接合部の灰白質の濃度が高くなるという実験

結果もあります。この部位がうまく機能しなくなると，体外離脱体験のような病理的な現象を引き起こす可能性もあり，この部位はからだの状態について一人称の視点をもつための重要な場所ではないかといわれています。身体感覚への気づきは，摂食障害や薬物依存の治療でも重要になり，またこの脳部位は他者への共感や自分の感情をうまく調節することにも関係していることが示唆されています。

　3つ目は，感情のコントロールです。これには，自分の感情について価値判断せずに受容的に接することなどが含まれます。情動を制御しているときは，扁桃体などの感情を作り出すシステムを前頭前皮質が調節しますが，感情抑制に関係する前頭前皮質の部位がMBSRによって活性化し，ネガティブな感情になったときでも，扁桃体の活動が比較的早く低下することも判明しています。マインドフルネスがストレスや不安，うつなどを低下させるのは，このような機能が背景にあると論じられています。

　4つ目が，自分自身についての見方の変化です。仏教では，不変の自己などなく，自己とは精神活動がその都度作り出すものだといわれますが，このような普段の私たちの脳の状態についての研究も始まっています。それによると，私たちが「何もしていない」と思っているときでも，実は内側前頭前皮質や後帯状回皮質などが活性化しているのです。内側前頭前皮質は，自分に関する記憶に関係し，後帯状回皮質は自分にとって重要かどうかを評価するときに働き，いずれも心がさまよっているときに活性化するのですが，マインドフルネス瞑想を行っている間は，これらの活動が低下することがわ

かっています。この知見では，マインドフルネスによって自尊心が高まり，自己受容も増すことを直接的に説明はできませんが，自分についてあれこれ考えている普段の状態をマインドフルネスによって一時休止させることが，このような変化を生むきっかけとなることは十分ありえるのではないでしょうか。

　以上，4つの要素について，ヘルツェルらの議論を簡単に紹介しましたが，実際は，これらの要素が相互に作用し合って，マインドフルネスの効果をもたらしている，と彼女らも考えています。脳神経系の機能や構造の変化が，即，メカニズムというわけではないと思いますが，その一端に光を当てていくことになるのは間違いないでしょう。マインドフルネス瞑想は，さまざまな効果をもっているがために，そのことだけが話題になりがちですが，メカニズムに関しては，まだ研究が始まったばかりです。

　これからもっと多くの実践や研究が出てきて，その効果だけでなく，メカニズムも徐々に解明されていくことでしょう。本瞑想ガイドがその役に立つことを期待しています。

【文献と註】
［1］　菅村玄二（2007）．マインドフルネス心理療法と仏教心理学　越川房子（監訳・編）マインドフルネス認知療法：うつを予防する新しいアプローチ（pp. 270-281）　北大路書房
［2］　Rhys Davids, T. W. (1881). *Buddhist suttas*. Oxford: Clarendon Press.
［3］　Gethin, R. (2011). On some definitions of mindfulness. *Contemporary Buddhism, 12* (1), 263-279.
［4］　早島鏡正（監修）（1987）．仏教・インド思想辞典　春秋社
［5］　ほかに「八聖道」「八聖道分」「八支正道」「八正法」ともいわれる。

［6］ 石田瑞麿（1997）．例文仏教大辞典　小学館
［7］ スリランカで得度したテーラワーダ仏教の僧。Nyanaponika Mahathera の名でも知られているが，ドイツ生まれで，本名は Siegmund Feniger。Nyanaponika をファーストネームで，Thera をラストネームとして引用されることもあり，それが通称かのようになっているが，"Maha Thera" とは，「高僧」や「長老」の意であるため，Nyanaponika がファーストネームでかつラストネームと考えたほうがよい。
［8］ Nyanaponika (1962). *The heart of Buddhist meditation: A handbook of mental training based on the Buddha's way of mindfulness.* London: Rider & Company. (original work published. 1954)
［9］ Kabat-Zinn, J. (2003). Mindfulness-based stress reduction (MBSR). *Constructivism in the Human Sciences, 8* (2), 73-83.
［10］ Kabat-Zinn, J. (2005). *Full catastrophe living: Using the wisdom of your body and mind to face stress, pain, and illness* (15th anniversary edition). New York: Bantam Dell. 春木 豊（訳）(2009)．マインドフルネスストレス低減法　北大路書房
［11］ Kabat-zinn, J., Lipworth, L., & Burney, R. (1985). The clinical use of mindfulness meditation for the self-regulation of chronic pain. *Journal of Behavioral Medicine, 8,* 163-190.
［12］ 斎藤清二（2005）．慢性疼痛：痛みは語りうるのか？　臨床心理学，*5* (4)，456-464.
［13］ Kabat-Zinn, J., Wheeler, E., Light, T., Skillings, A., Scharf, M. J., Cropley, T. G., Hosmer, D., & Bernhard, J. D. (1998). Influence of a mindfulness meditation-based stress reduction intervention on rates of skin clearing in patients with moderate to severe psoriasis undergoing phototherapy (UVB) and photochemotherapy (PUVA). *Psychosomatic Medicine, 60,* 625-632.
［14］ Reibel, D. K., Greeson, J. M., Brainard, G. C., Rosenzweig, S. (2001). Mindfulness-based stress reduction and health-related quality of life in a heterogeneous patient population. *General Hospital Psychiatry, 23,* 183-192.
［15］ Shapiro, S. L., Bootzin, R. R., Figueredo, A. J., Lopez, A. M., & Schwartz, G. E. (2003). The efficacy of mindfulness-based stress reduction in the treatment of sleep disturbance in women with breast cancer: An exploratory study. *Journal of Psychosomatic Research, 54,* 85-91.
［16］ Kristeller, J. L. (2003). Mindfulness, wisdom, and eating: Applying a multi-domain model of meditation effects. *Constructivism in the Human Sciences, 8* (2), 107-118.
［17］ Segal, Z. V., Williams, M. G., & Teasdale, J. D. (Eds.). (2002). *Mindfulness-based cognitive therapy for depression: A new approach to preventing relapse.* New York: Guilford. 越川房子（監訳）(2007)．マインドフルネス認知療法：うつを予防する新しいアプローチ　北大路書房
［18］ Oman, D., Shapiro, S. L., Thoresen, C. E., Plante, T. G., & Flinders, T. (2008). Meditation lowers stress and supports forgiveness among college students: A randomized controlled trial. *Journal of American College Health, 56,* 569-578.
［19］ Chiesa, A., & Serretti, A. (2009). Mindfulness-based stress reduction for stress management in healthy people: A review and meta-analysis. *Journal of Alternative and Complementary Medicine, 15,* 593-600.

[20] Sugamura, G., Shiraishi, S., & Murakami, Y. (2009). Mindful eating enhances attention. *Health & Psychology, 24*, 378-379.
[21] Hölzel, B.K., Lazar, S.W., Gard, T., Schuman-Olivier, Z., Vago, D.R., & Ott, U. (2011). How does mindfulness meditation work? Proposing mechanisms of action from a conceptual and neural perspective. *Perspectives on Psychological Science, 6,* 537-559.

マインドフル・ヨーガ
──ポーズについて

CD 2 および CD 4 で行うマインドフル・ヨーガの
ポーズのとりかたについては，
次ページ以降のイラストを参考にして，
行ってみてください。

CD2：マインドフル・ヨーガ①のポーズ

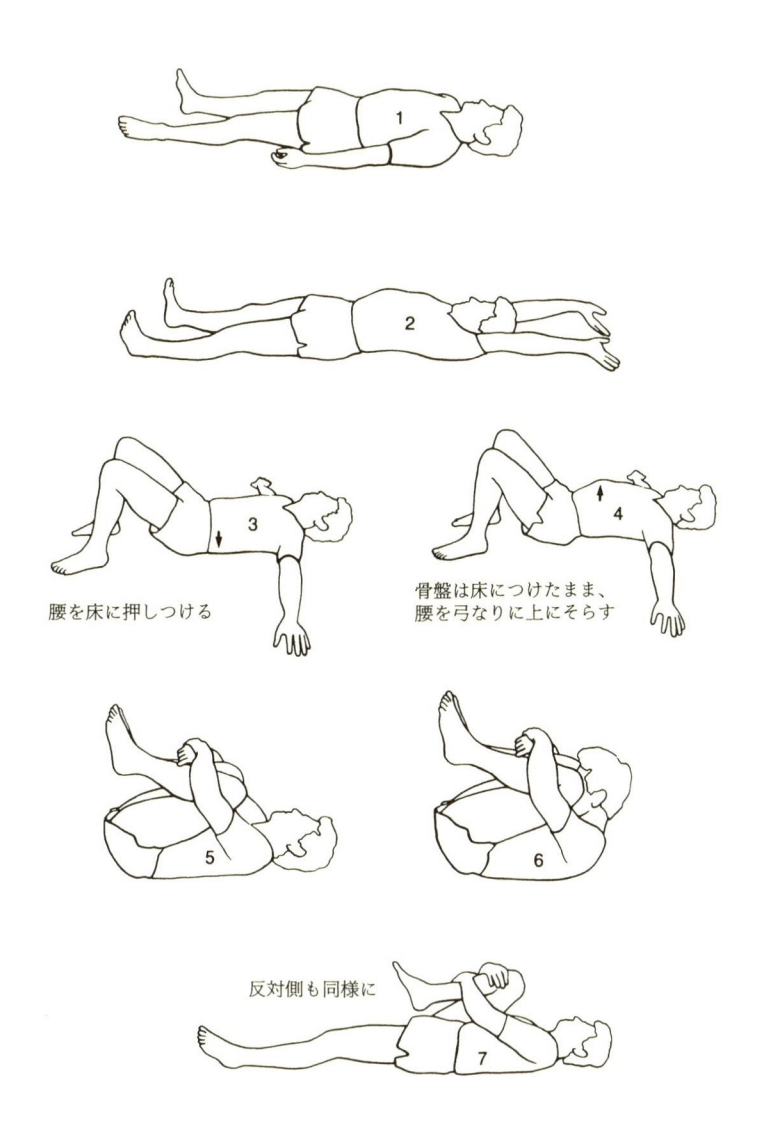

腰を床に押しつける

骨盤は床につけたまま、
腰を弓なりに上にそらす

反対側も同様に

反対側も同様に

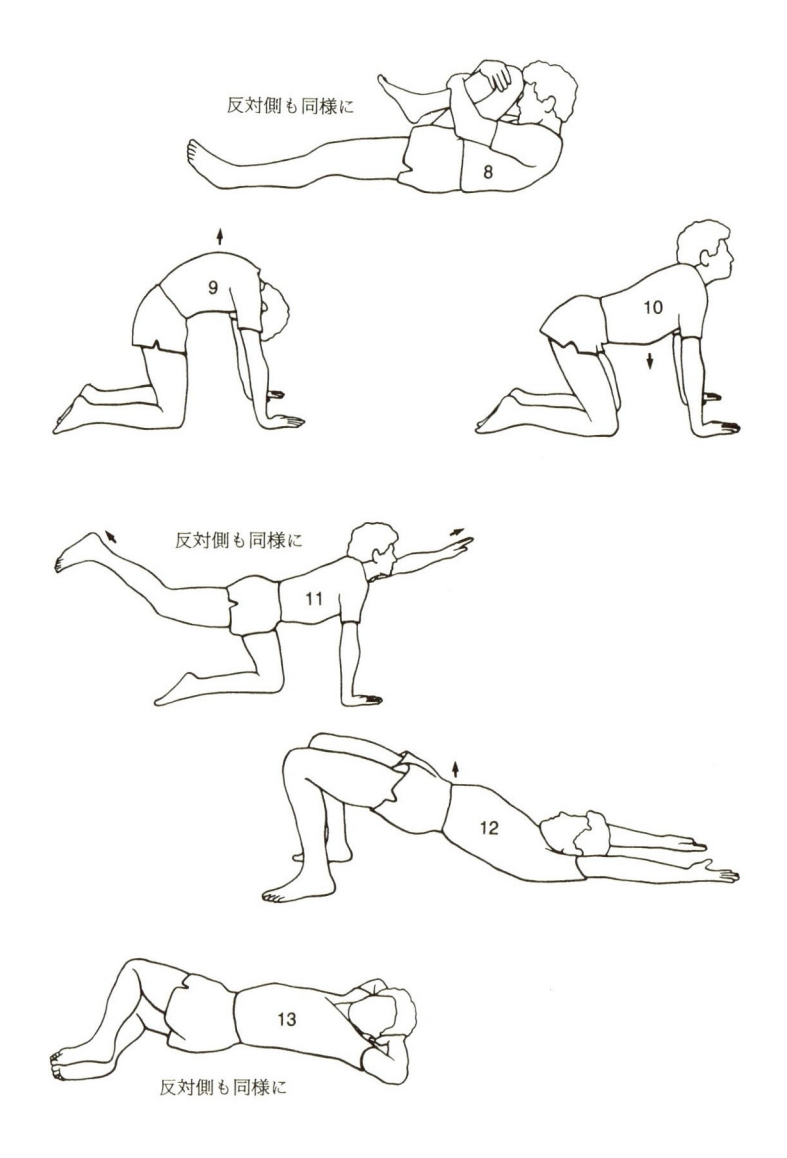

反対側も同様に

反対側も同様に

CD2：マインドフル・ヨーガ①のポーズ（続き）

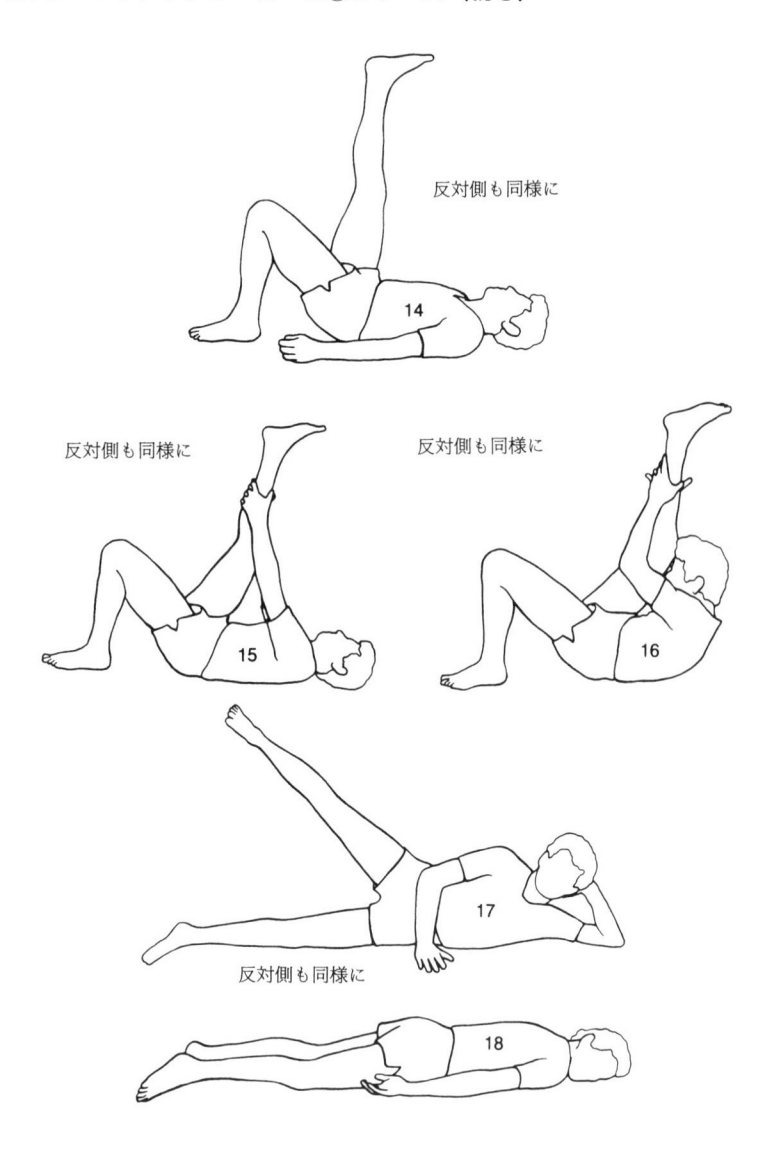

反対側も同様に

14

反対側も同様に　　　反対側も同様に

15　　　16

17

反対側も同様に

18

反対側も同様に

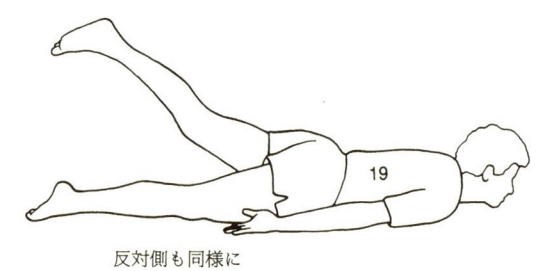

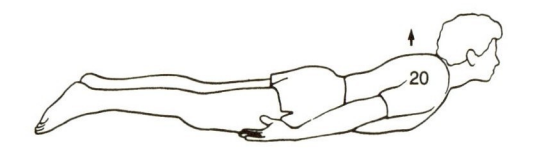

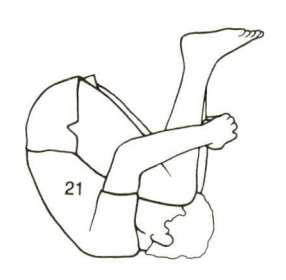

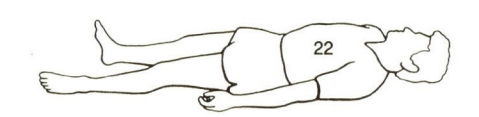

CD 4：マインドフル・ヨーガ②のポーズ

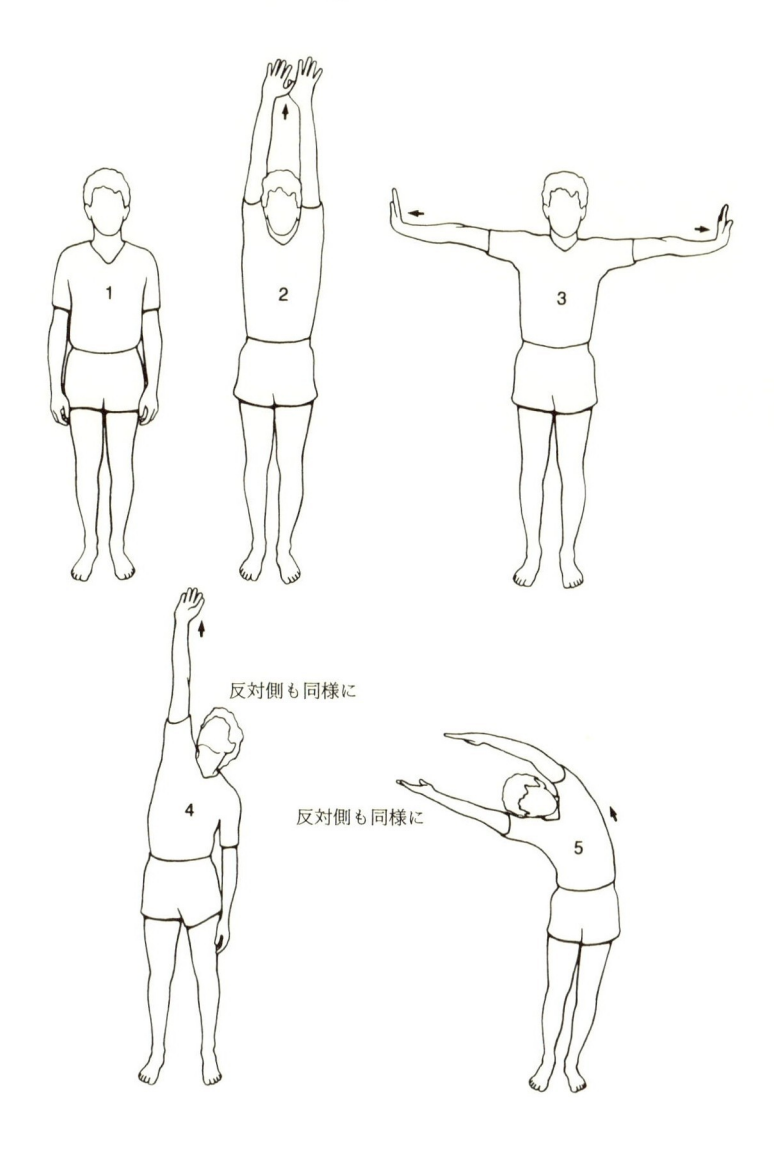

反対側も同様に

反対側も同様に

肩を回す：まず前方に回し、次に後方に回す

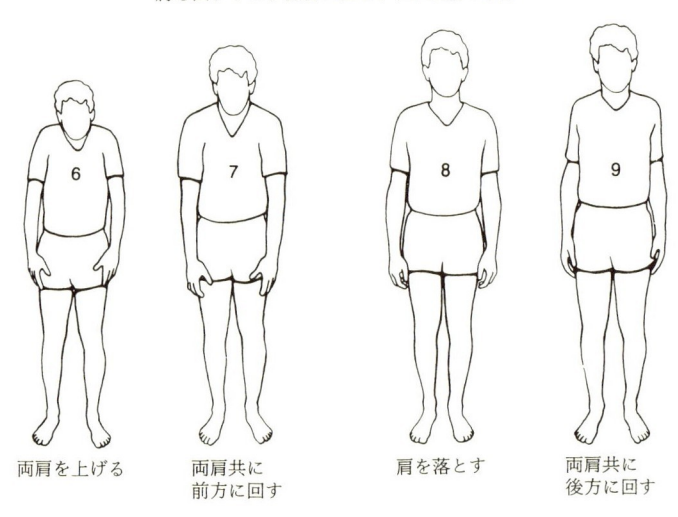

両肩を上げる　　両肩共に　　　肩を落とす　　両肩共に
　　　　　　　前方に回す　　　　　　　　　後方に回す

首を回す：左回しと右回しの両方を行う

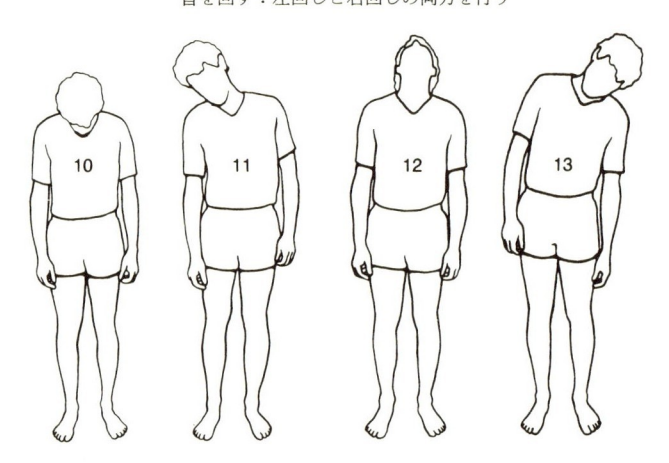

CD 4：マインドフル・ヨーガ②のポーズ（続き）

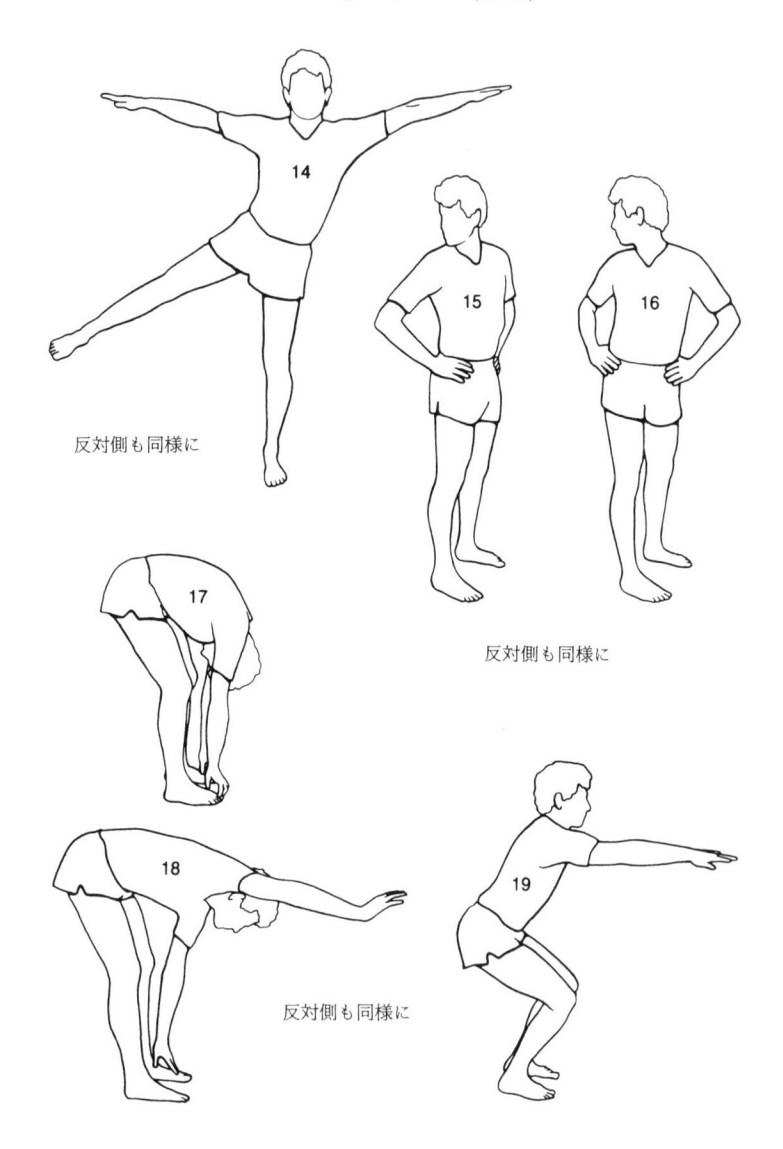

反対側も同様に

反対側も同様に

反対側も同様に

反対側も同様に

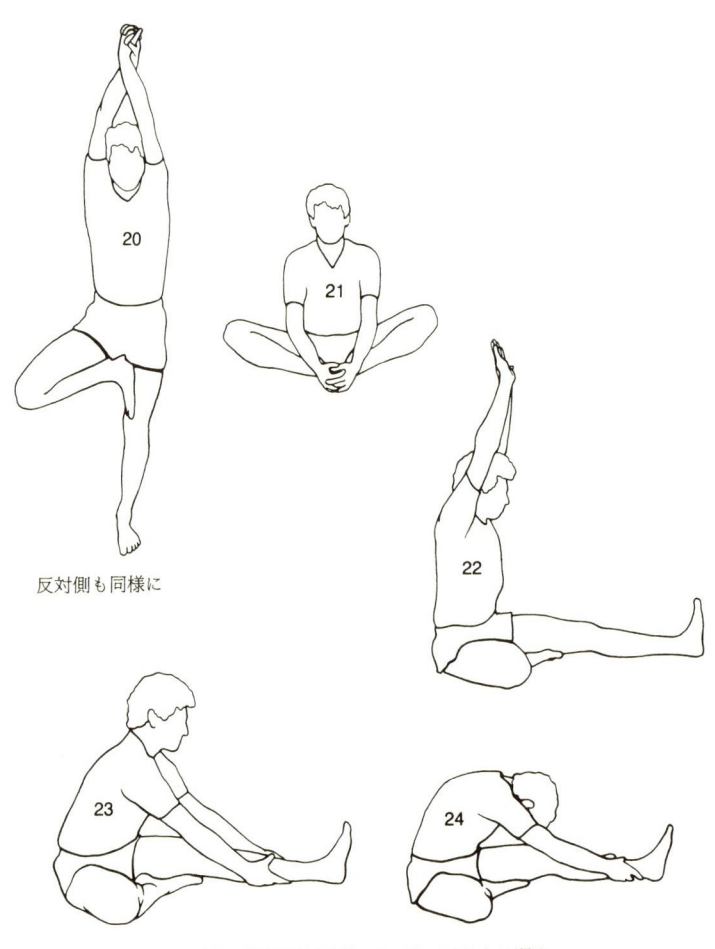

反対側の足を伸ばして、22～24をくり返す

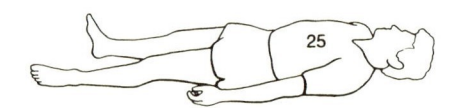

61

【注　意】

内科もしくは整形外科の疾患がある方は，
ヨーガを行う前に医師に相談してください。
このプログラムは，運転中には使用しないでください。

　マインドフルネス瞑想の実践ガイドに関する他のCDをお求めの場合は，シリーズ2とシリーズ3があります。いずれも，今回のシリーズ1とは，長さも内容も異なるプログラムを収録しています。
　シリーズ2は，カバットジン博士の著書，*Wherever you go, there you are: Mindfulness meditation in everyday life.*（Hyperion, 1994；『マインドフルネスを始めたいあなたへ：毎日の生活でできる瞑想』星和書店，2012）と合わせてご使用いただくように作られています。
　シリーズ3は，最近のもので，カバットジンの著書，*Coming to our senses: Healing ourselves and the world through mindfulness.*（Hyperion, 2005；日本語版は未出版，2013年4月時点）と合わせてご使用いただくように作られています。
　シリーズ2とシリーズ3は，www.mindfulnesscds.com，またはjonkabat-zinn.com でご購入いただけます（日本語版は未出版，2013年4月時点）。

あとがき

　本書は，J．カバットジン博士が創始した「マインドフルネスストレス低減法」の実践を支援するためのものです。したがって，カバットジン博士自身が吹き込んだCDが主体です。このCDはマインドフルネスストレス低減法が始まった初期から使われてきた教示が元になっており，英語圏の多くの人たちが使っているものです。カバットジン著（春木豊訳）『マインドフルネスストレス低減法』（北大路書房）で示された技法を音声のインストラクションを聞きながら実践できるものです。音声は日本語で，女性の声に変えてありますが，テンポや間隔はなるべく同じにして吹き込んであります。

　技法の内容については，訳書によってあらかじめ理解した上で，実践してください。CDのインストラクションに従って実行してみるとやりやすいことがわかると思います。

　このCDは，専門家が患者さんの治療のために使うことはいうまでもありませんが，一般の方々が，セルフトレーニングのために使っていただくことも目指しております。このCDにより，日本にマインドフルネスストレス低減法が普及することを願っております。

　CD内の教示の翻訳に当たっては，松田与理子さんの絶大なご協力をいただきました。彼女のヒアリング能力の支援がなければ，成り立たなかったといえます。また録音に際しては，賢プロダクション所属の声優である甲斐田裕子さんのご協力をいただきました。大変根気の要る仕事でしたが，よくやり遂げていただきました。録音

の技術はスタジオ GINZ の小川銀士氏と NORIKO さんのご協力をいただきました。編集など多くの時間を費やしていただき，感謝に耐えません。以上の方々に厚く御礼申し上げます。また北大路書房の薄木敏之氏には，この CD の出版にご理解をいただき，ご協力賜りましたことを感謝いたします。

2013 年 4 月

編訳者　春木　豊

菅村玄二

【著者紹介】

ジョン・カバットジン（Jon Kabat-Zinn）

- 1944年　ニューヨークにて生まれる。
- 1971年　マサチューセッツ工科大学にて，ノーベル賞受賞者のサルバドール・ルリアの下で，分子生物学の博士号取得。
- 1979年　マサチューセッツ大学医学部に，世界的に有名な「ストレス低減クリニック」を設立し，所長を務める（現在の所長は，サキ・サントレーリ氏）。
- 1995年　同大学に，マインドフルネス・センターを設立。
- 現　在　マサチューセッツ大学医学部名誉教授。

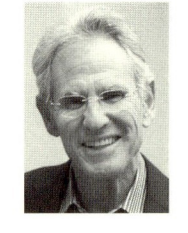

　カバットジン博士が開発したマインドフルネスストレス低減法は，多くの実証研究が行われ，さまざまな心身症や精神障害に対して高い効果をもつことで知られている。多くの専門家も彼のプログラムを受けており，マインドフルネスストレス低減法は今日では世界各地の医療機関で実践されている。

　また，健康増進や自分の感情や行動を管理することを目的として，学校，企業，刑務所，少年院のほか，オリンピック選手やプロのアスリートのトレーニングなどにも活用され，何千もの人々のために，マインドフルネスの実践を生き方のひとつとして提案している。

　著名な科学者とダライ・ラマとの対談を開催するマインド・ライフ研究所の委員でもあり，近年は，マインドフルネス瞑想についての脳科学的な研究も進んでいる。統合医療学術協議会の最高顧問を務めるほか，認知行動療法学会をはじめとした，各分野からさまざまな賞を受賞している。

著書（邦訳書）
- 『マインドフルネスストレス低減法』北大路書房　2007年
- 『自分を見つめ直すための108のヒント』早川書房　2008年
- 『マインドフルネスを始めたいあなたへ：毎日の生活でできる瞑想』星和書店　2012年
- 『うつのためのマインドフルネス実践：慢性的な不幸感からの解放』（共著）星和書店　2012年

【編訳者紹介】

春木　豊（はるき・ゆたか）

　　1933年　東京にて生まれる
　　1961年　早稲田大学大学院文学研究科心理学専攻博士課程満期退学
　　1979年　文学博士（早稲田大学）
　　1974年　早稲田大学文学部教授
　　1987年　早稲田大学人間科学部教授
　　2003年　早稲田大学名誉教授

　＜主著＞
　　『新版行動療法入門』（共編著）川島書店　1984年
　　『息の仕方』（共編著）朝日新聞社　1996年
　　『身体心理学』（編著）川島書店　2002年
　　『健康の心理学』（共著）サイエンス社　2007年
　　『動きが心をつくる』講談社　2011年

菅村玄二（すがむら・げんじ）

　　1975年　佐世保にて生まれる
　　2001年　早稲田大学大学院人間科学研究科健康科学専攻修士課程修了
　　2008年　早稲田大学大学院文学研究科心理学専攻博士課程修了　博士（文学）
　　同　年　関西大学文学部助教
　　2010年　関西大学文学部准教授　現在に至る

　＜主著＞
　　Horizons in Buddhist Psychology（分担執筆）Taos Institute　2006年
　　『身体性・コミュニケーション・こころ』（分担執筆）共立出版　2007年
　　『認知行動療法と構成主義心理療法』（監訳）金剛出版　2008年
　　『カウンセリングのエチュード』（共著）遠見書房　2010年
　　The Oxford Handbook of Health Psychology（分担執筆）Oxford University
　　　Press　2011年
　　『パーソナル・コンストラクト心理学』（監訳）北大路書房（刊行予定）
　　『クライエント中心療法を読み直す』北大路書房（刊行予定）

【CD 訳者紹介】

松田与理子（まつだ・よりこ）

- 1962年　大阪にて生まれる
- 1996年　英国国立ウエストミンスター大学大学院経営学専攻修士課程修了
- 1997年　エース損害保険株式会社ダイレクト事業部マーケティング＆プランニング部長
- 2008年　桜美林大学非常勤講師
- 2010年　桜美林大学大学院国際学研究科健康心理学専攻博士課程満期退学
- 同　年　学術博士（桜美林大学）
- 同　年　さがみはら産業創造センターヘルスサイコロジー研究所所長
- 2011年　ひとエナジー研究所代表　現在に至る

＜主著＞
『よくわかる健康心理学』（分担執筆）ミネルヴァ書房　2012年
『障害百科事典（全5巻）』（分担翻訳）　丸善出版　2013年

～4枚組のCDで実践する～
マインドフルネス瞑想ガイド

| 2013年8月10日 | 初版第1刷発行 | 定価はカバーに表示 |
| 2015年2月25日 | 初版第3刷発行 | してあります |

著　者	J. カバットジン
編 訳 者	春　木　　　豊
	菅　村　玄　二
発　行　所	㈱北大路書房

〒603-8303　京都市北区紫野十二坊町12-8
電　話　(075) 431-0361 ㈹
ＦＡＸ　(075) 431-9393
振　替　01050-4-2083

©2013

印刷・製本／創栄図書印刷㈱
検印省略　落丁・乱丁本はお取り替えいたします
ISBN978-4-7628-2810-2　Printed in Japan

- JCOPY 〈㈳出版者著作権管理機構 委託出版物〉
本書の無断複写は著作権法上での例外を除き禁じられています。複写される場合は，そのつど事前に，㈳出版者著作権管理機構（電話 03-3513-6969, FAX 03-3513-6979, e-mail: info@jcopy.or.jp）の許諾を得てください。